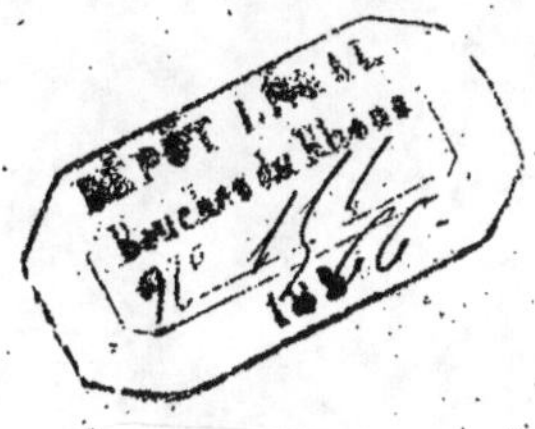

SOLIDARITÉ

DE LA RELIGION ET DE LA PHILOSOPHIE

AVEC LA MÉDECINE

SOLIDARITÉ
DE LA RELIGION

ET DE

LA PHILOSOPHIE

AVEC

LA MÉDECINE

PAR LE DOCTEUR

SÉLIM-ERNEST MAURIN

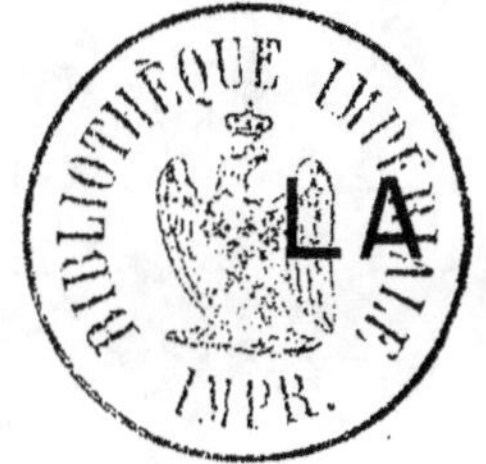

Secrétaire général de la Société de Statistique; bibliothécaire de la Société
d'Horticulture de Marseille, membre du Comité Médical et de l'Association
des médecins des Bouches-du-Rhône; lauréat des Sociétés Impériales de
Médecine de Bordeaux, Lyon et Caen; membre correspondant de l'Acadé-
mie des Sciences, Arts et Belles-Lettres de Mâcon; de l'Institut de Valence;
des Sociétés de Médecine de Bordeaux, Caen, Lyon, des Alpes-Maritimes,
et de l'Athénée des Arts et Sciences de Paris, etc.

MARSEILLE,

TYPOGRAPHIE VEUVE MARIUS OLIVE,

Rue Paradis, 68.

1866

SOLIDARITÉ

DE LA RELIGION ET DE LA PHILOSOPHIE

AVEC LA MÉDECINE.

On accuse souvent de scepticisme religieux, d'incrédulité, d'impiété et même de matérialisme ceux qui professent
l'art de guérir.

Pareilles dispositions morales sont d'autant moins inhé-
rentes au caractère médical, que la religion, la philosophie
et la médecine semblent liées et comme solidaires. Les systèmes philosophiques influent d'une manière constante sur
les idées religieuses ou médicales; la foi des peuples donne
la juste mesure de l'estime qu'ils ont pour les moralistes et
les médecins; l'Histoire sacrée enseigne que Dieu a révélé
religion, sagesse et médecine. Je tiens à démontrer la vérité de ces trois propositions.

La dernière, surtout, pourrait trouver des incrédules
Cependant ouvrez la Bible; n'y est-il pas dit, au 38° cha-
pitre de l'Ecclésiastique : « Honorez le médecin à cause de
la nécessité, parce que *c'est le Très-Haut qui l'a créé... car
toute médecine vient de Dieu...* Dieu a fait connaître la vertu
des plantes... Le Très-Haut en a *donné la science* à l'homme (1). » Tous les peuples ont consacré ce principe depuis
les païens qui attribuèrent aux dieux l'invention de la médecine et leur assimilèrent plus tard ceux qui l'exercèrent
avec succès. Ce fait est établi par les témoignages historiques d'Hippocrate (2), de Cicéron (3), de Lucien (4),

(1) Honora medicum propter necessitatem, et enim ereavitillum al
tissimus. A deo est enim omnis medela... Altissimus creavit de terra
medicamenta... Ad agnitionem virtus hominum illorum, et dedit
hominum scientiam altissimus. (Eccles. cap. XXXVIII).

(2) Sensus communis tribuit Dei inventionem medicinœ (Ep. ad.
Abdericor).

(3) Deorum immortalium inventioni consecrata est ars medica
(Eusc. quœst. lib. 3.)

(4) Medicina doctrina deorum.

de Rhazès (1), de Vallésius (2) et de saint Augustin (3).
La deuxième preuve que l'on pourrait donner de la révé-
lation de la médecine, serait l'impossibilité où l'on se
trouve de citer le premier homme qui exerça l'art de guérir. Mais il est inutile d'accumuler de nouveaux témoignages, puisqu'il est bien établi que l'on peut dire de la médecine ce que l'on dit de la sagesse : « *Omnis medicina a
Deo* »

J'ai avancé que la foi des peuples donnait la juste mesure de l'estime qu'ils ont pour les moralistes et pour les
médecins. N'est-il pas vrai que la position du médecin
dans l'esprit public est bien plus belle en Espagne qu'en
France ? Les Arabes ne traitent-t-ils pas encore avec plus
de considération et leurs docteurs et leurs moralistes ? Les
sceptiques n'ont-ils pas attaqué en même temps les dogmes religieux, les principes médicaux et quelques précep-
tes de morale ? On ne peut donc contester la vérité de ma
deuxième proposition.

L'influence des systèmes philosophiques sur les idées
religieuses et médicales est encore plus frappante. Lais-
sant de côté cette période où la médecine n'était qu'un
empirisme grossier, étudions son histoire depuis qu'Hermès Trismégiste, Mercure, Thot ou Thault, fils de Cham
(4), lui donna quelques règles certaines, groupa les connaissances et l'érigea en science. Hermès Trismégiste,
souverain pontife des prêtres égyptiens, fondateur de la
Bibliothèque hermétique (5), établit dès cette époque une
parfaite solidarité entre la religion, la philosophie et la
médecine. Même les livres étant conservés dans l'en-

(1) Medicina tota est Dei et est res venerabilis (Aph. lib. 5.)

(2) Omnes enim gentes medicinæ inventionem in suos Deos retu-
lerunt in numerum deorum, quasi medicina non posset esse nisi Dei
inventum (De sacra Philosoph. — cap. LXXIV. p. 382, édit. I).

(3) Si altius rerum corporis medicina repetas non invenitur undè
ad homines manare potuerit nisi a Deo (civ. Dei lib. II. cap. XII).

(4) Leclerc, *Hist. med.* p. 30-50. 1696.

(5) La Bibliothèque hermétique renfermait 52 volumes : 10 pour les
cérémonies religieuses et le culte : — 4 pour l'Astronomie, — 2 pour
les Hymnes des dieux ; — 2 pour les devoirs des rois ; — 10 pour les
Hiéroglyphes ; — 4 pour les sciences naturelles ; — 1 pour l'Anatomie ;
1 pour la Pathologie ; — 1 pour la Chirurgie ; — 1 pour l'Opththal-
mologie ; — 1 pour les maladies des femmes ; — 1 pour la Thérapeutique. Ces livres étaient étudiés par diverses classes de prêtres qui
étaient respectivement les prophètes, les horologues, les scribes sacrés, les néocores, les hiérostolites, les pastophores (Saint Clément
d'Alexandrie, Strom. p. 116).

droit le plus secret du temple et les prêtres ayant seuls le privilége d'exercer la médecine, l'art de guérir dut devenir l'apanage de la religion. Il ne faut donc pas s'étonner de retrouver des prêtres-médecins dans toute la gentilité (1); et de même que la doctrine religieuse éprouva des modifications, soit dans les dogmes, soit dans les cultes en passant d'un peuple à un autre, de même la doctrine médicale fut altérée à tel point, que bientôt les principes de l'art de guérir furent remplacés par des momeries ridicules dont l'ensemble forma la médecine fatidique. Les amulettes, les passes, l'imposition des mains et des doigts jouèrent dès lors un rôle de plus en plus important. Le peuple, frappé de ces simulacres, crut à des rapports mystérieux des médecins avec les divinités. L'ascendant que le médecin prit sur le peuple ne saurait être mieux démontré que par ce dicton connu des Gentils : « *medicus non es, nolo te constituere regem.* » Aussi les rois furent-ils médecins en Assyrie et à Rome jusqu'à la décadence, en France jusqu'au moyen âge. Le peuple franc avait tellement foi en la puissance curative de ses rois, qu'il allait toucher leurs vêtements pour se guérir des scrofules, et le même fait qui ne saurait avoir d'autre origine, a existé en Irlande jusqu'en ces derniers temps (2). Durant cette pé-

(1) On les nommait druides en Germanie, thérapeutes en Grèce, salusiens à Rome, mages en Perse, jongleurs en Amérique, brahmanes dans les Indes orientales, gymnosophistes dans les Indes occidentales, jammaboas au Japon, taochias en Chine, lamas en Tartarie, talapoins à Siam, piayes à Cayenne, alpachites jaouës en Floride, boyez dans les Antilles, butios à St-Domingue, marbuts à la côte occidentale d'Afrique, gangas en Ethiopie.

(2) Plutarque dit en parlant d'Alexandre : Ego quidem arbitror medicinæ quoque studio imbutum ab Aristotele Alexandrum namque non tantum commentatione ejus delectatus est, verum multis etiam amicis succurit in morbis' prescripsitque certa medicamenta quod ex epistolis ejus discas. » Tibère fut versé dans la thérapeutique (Galien lio. V). — D'après Aurélien, Adrien fut bon médecin (Vie, p. 312). Néron est considéré comme le dernier empereur qui ait exercé l'art de guérir.

J'ajouterai même, à ces données historiques, un document qui ne manque pas d'intérêt; il est extrait d'un livre justement célèbre.

« C'était une pieuse coutume que les rois très-chrétiens touchassent, à la suite de leur sacre, les personnes attaquées d'humeurs scrofuleuses. Une telle cérémonie parut, à plusieurs, superstitieuse et ridicule. D'autres craignirent ainsi de fournir un prétexte aux dérisions de l'incrédulité. On fit donc annoncer aux religieuses qui demeuraient à Rheims, à l'hôpital Saint-Marcoul, établi vers le milieu du xviie siècle pour les scrofuleux, que Charles X ne voulait pas toucher les écrouelles, et il y eut ordre de renvoyer tous les malades. Comme il en arrivait de tous côtés, cet ordre jeta le trouble dans la maison. Les plus pauvres se désolaient, les autres se plaignaient avec amertume. On le fit savoir au roi qui envoya une somme d'argent pour

riode, la médecine fut donc un instrument employé par les prêtres païens pour faire accepter leur domination, et comme le disent Lactance, Stace et Sylvius, l'une des sources réelles et fécondes de l'idolâtrie.

Mais la tradition de la religion primitive s'étant ainsi altérée, les esprits les plus éclairés qui avaient perdu la foi, recherchèrent avec plus de zèle la vérité, et préparèrent une révolution philosophique. Cette révolution livrant au public une partie de la doctrine isotérique, fit passer la médecine des mains des prêtres Egyptiens dans celles de quelques familles connues sous le nom d'Orphées, d'Asclépiades, et la philosophie chez les Sages de la Grèce qui purent initier le peuple aux diverses connaissances.

Dès lors la religion, la philosophie et la médecine, séparées l'une de l'autre, ne se prêtèrent plus un appui mutuel immédiat, mais elles exercèrent toujours entre elles une influence réciproque.

Cette révolution ne s'accomplit pas brusquement ; Thalès prépara la voie en fondant l'Ecole Ionique, dont les premières spéculations portèrent sur la recherche de l'origine et du principe élémentaire du monde. Les initiés à cette secte étaient tenus par serment de garder le secret. Vis à vis du peuple, ils professaient la religion de leur pays ; en leur particulier ils admettaient que l'eau est le principe élémentaire, l'esprit et le moteur de toutes choses dont la cause primitive est un être immatériel et invisible. De tels principes religieux et philosophiques devaient conduire en

la partager entre les plus malheureux. Mais ce n'était pas là ce que souhaitaient le plus les malades réunis à Saint-Marcoul. L'abbé Desgenêt, logé dans l'hospice, fut leur interprète auprès de l'archevêque de Rheims qui peignit au roi la désolation de ces infortunés. En conséquence Charles X se rendit le 31 mai à Saint-Marcoul où il toucha environ 130 scrofuleux en prononçant la formule : « Le roi te touche, « Dieu te guérisse ! » Une pauvre femme, privée depuis longtemps de l'usage de ses jambes, s'efforçait inutilement d'approcher du prince. « Attendez, lui dit-il avec bonté, j'irai à vous. » Les sœurs, que leur séjour avec les scrofuleux exposait à la même maladie, avaient la confiance que l'attouchement du roi pouvait les en préserver. « Qu'elles s'avancent, » ajouta-t-il en leur accordant cette grâce à l'exemple de ses prédécesseurs. Elles baisèrent sa main ; et comme elles se retiraient, il leur dit : « Je vous remercie, mes sœurs, vous avez bien soin de mes pauvres. » Autrefois les religieuses de Saint-Marcoul conservaient des procès-verbaux de guérisons opérées au sacre précédent : elles prirent des précautions pour que celles qui pourraient avoir lieu fussent bien certifiées et dressèrent, le 2 octobre 1825, un procès-verbal des cinq guérisons régulièrement constatées. »

(*Hist. gén. de l'Eglise* par le baron Henrion, tome XIII, p. 316 et 317.) Il paraîtrait résulter de là que les rois de France ont quelquefois considéré comme une pratique pieuse l'imposition des mains.

médecine, à l'animisme et à l'humoral ; faire jouer un grand rôle aux humeurs, soutenir que la connaissance des fonctions du corps est intimement liée à celle de la nature de l'âme, tels sont en effet les principes de l'école de Cos, la première école de médecine établie par les partisans de la secte de Thalès.

Après Thalès parurent Pythagore et Xénophane qui fondèrent deux écoles rivales et qui divulguèrent plus encore la doctrine isotérique. Ils prêchèrent le monothéisme devant un peuple idolâtre qui réprouva ses bienfaiteurs. Alméon de Crotone, Empédocle d'Agrigente, soutinrent la théorie des nombres que Pythagore avait exposée et dont il ne reste que quelques passages obscurs (1).

A ce monothéisme, à cette philosophie mathématique de Pythagore correspond la théorie mathématique de la médecine qui fait dépendre la santé ou la maladie de l'harmonie ou du défaut d'ordre des fonctions.

Leucippe et Démocrite, fiers d'avoir Xénophane pour maître, avancèrent que les lois de l'univers sont toutes mécaniques et que les principes de toutes choses sont les atomes et le vide ; la santé, l'équilibre des atomes ; la maladie, un surcroît d'atômes ou de vide.

Héraclite d'Ephèse, modifiant ce système, crut pouvoir expliquer par le feu (qu'il appela *substractum*, de toutes choses) les phénomènes de la nature et de la vie.

Tandis que les Pythagoriciens et les Éléatiques se disputaient l'empire des intelligences et des corps, un homme rêva l'indépendance de la médecine. Né à Cos, il visita l'Egypte et la Grèce ; il joignit aux connaissances acquises dans ces voyages les enseignements des temples de Cos, d'Epidaure, et les observations rassemblées par dix-sept générations d'Asclépiades dont il était l'héritier. C'est à l'aide de tels matériaux qu'Hippocrate put établir ce principe fondamental de son dogme : « La nature régit l'économie en agissant par les diverses facultés qui sont ses subordonnées. » L'empirisme primitif devint raisonné ;

(1) Lafaist théor. atomistique 1833.

Les travaux auxquels je me suis livré à ce sujet, me portent à croire que Pythagore a voulu surtout établir, par cette théorie, deux lois, l'une retrouvée par Linnée, l'autre soupçonnée par Cuvier.

I. *Natura non saltat.*

II. Dans la série de la création, entre une création supérieure et sa voisine inférieure, existent des mixtes qui procèdent tantôt de la première, tantôt de la seconde, tantôt des deux, et le nombre de ces mixtes ne peut dépasser un chiffre donné,

la vanité et la futilité des vues purement spéculatives parut
démontrée ; la méthode analytique, fruit de l'observation
réfléchie de la nature, sembla la seule voie capable de conduire sûrement à la découverte de la vérité.

Dès lors la médecine influa à son tour sur la philosophie,
et un demi-siècle plus tard Socrate enseignait à ses disci-
ples que « réfléchir sur soi-même, s'est se comprendre et
se connaître. » Il introduisait ainsi dans les sciences morales la méthode des sciences médicales.

Tous les grands philosophes qui depuis illustrèrent la
Grèce exercèrent une influence immédiate sur l'école médicale dogmatique fondée par Tessale. Sous Platon ratio-
naliste, Tessale fut observateur; sous Aristote empirique,
l'Ecole pencha vers l'expérimentation raisonnée; sous
Epicure, qui accorda tant au témoignage des sens, Praxa-
goras de Cos fut humoriste ; sous Pirrhon, qui douta de
l'abstrait, sous Zénon, qui fut pleinement matérialiste,
l'Ecole ne vit plus que des causes matérielles et des
affections organiques.

Tandis que cette révolution s'accomplissait en Grèce,
l'Egypte, suivant les errements d'Erasistrate, unissait
la philosophie spéculative à la philosophie expérimentale,
et considérait tout phénomène vital comme effet de la
structure des organes.

Les Asclépiades de Bithynie soutenaient que le corps
était, comme le monde, un composé d'atomes infiniment
petits et la maladie due à leur rapprochement ou à leur
extravasation. Thémison de Laodicée se fit l'apôtre de cette
doctrine renouvelée de Démocrite et de Leucippe. Elle eut
cours jusqu'à ce qu'Athénée, pour combattre ce *strictum
et laxum*, admit un principe, πνευμα, *Ether* et *Esprit* créateur
de toutes choses et cause de la santé et de la maladie.

Ce fut dans de telles circonstances qu'Agatinus de
Sparte, Archigène et Arétée de Capadoce fondèrent une
Ecole Eclectique. Galien, initié aux doctrines grecques,
principalement à celles de Platon et d'Aristote, parut alors
et tenta de remettre les médecins sur la route tracée par Hippocrate. Mais sa voix ne fut pas entendue ; elle était étouf-
fée par celles des orateurs latins qui prêchèrent l'Eclectisme
de toute part. Pour la seconde fois la médecine et la philosophie devaient subir le joug religieux : les doctrines
grecques, unies par Filon à la théosophie de Zoroastre,
furent mêlées aux dogmes mystérieux de l'Orient, et de
cette fusion résultèrent la Cabalistique, la Gnostique, la

Magie, la Théurgie qui prirent naissance pendant que saint Clément d'Alexandrie, saint Justin, Orïgène, saint Augustin enseignaient la philosophie chrétienne et que les Barbares envahissaient l'Occident.

Bientôt les sages d'Edèse sont dispersés, les Platoniciens d'Athènes sont exilés, la religion de Mahomet jette le trouble dans l'imagination des peuples d'Orient, Atanée de Basrac, Avicennes d'Afchanak, Algacel, Tophal, Averrhoès de Cordoue mêlent à la doctrine d'Aristote l'impur néo-platonisme, allient les mathématiques et les textes sacrés à la médecine ; leur esprit fanatique les pousse au mysticisme.

C'en était fait de la médecine si le calife Almanzor n'eût établi l'Ecole de Bagdad où les œuvres d'Aristote, de Pline, de Dioscoride, d'Hippocrate et de Galien furent plus spécialement étudiées. Cette Ecole fit changer la marche des esprits ; Cordoue, Murcie, Tolède, Séville devinrent le siége d'autant de réunions médicales qui ramenèrent peu à peu les intelligences vers la doctrine Hippocratique. Abenzoar de Séville est surtout l'une des plus grandes figures de cette nouvelle révolution.

Pendant la longue invasion des Sarrasins les sciences furent négligées ; mais plus tard on retrouve tous les trésors scientifiques et littéraires chez les prêtres et dans les couvents. En Arabie ce sont les Ulémas qui exercent la médecine ; en Europe ce sont les moines qui se livrent à l'art de guérir. L'histoire nous apprend que Fulbert, évêque de Chartres, et le maïstre des sentences, étaient médecins ; que Louis le Gros confiait sa santé aux soins d'Obizo, religieux de Saint-Victor ; que Frigord, moine de saint Denis, a été médecin de Philippe-Auguste dont il a écrit la vie ; que Robert de Provins, ecclésiastique, eut le même emploi auprès de saint Louis, ainsi que Robert de Douai, chanoine de Senlis, auprès de Marguerite de Provence. Bientôt les moines négligèrent même leurs études théologiques et leurs pratiques religieuses pour s'occuper presque exclusivement de médecine ; et il en résulta de tels abus, qu'Innocent II dut leur défendre l'exercice de la profession médicale.

Depuis, la médecine tomba entre les mains de savants que l'on nommait *Physiciens* et qui faisaient serment de célibat. En 1452 seulement, une décision du cardinal d'Estouteville leur permit le mariage, et dès lors la médecine fut en France indépendante de la religion.

Vers la même époque, quelques médecins, Arabes et Juifs, fondèrent la Faculté de médecine de Montpellier qui devait acquérir tant de célébrité en soutenant et en développant les principes Hippocratiques.

La découverte de l'imprimerie accéléra le progrès des sciences médicales en permettant la comparaison des œuvres de Platon, d'Aristote, d'Hippocrate et de Galien. François Valles ou Valésius rendit d'immenses services par la publication des controverses des médecins arabes et des médecins grecs dont il combattit les définitions et ridiculisa les subtilités scholastiques.

Bien des savants rêvaient alors la transmutation des métaux : le règne des alchimistes commençait ; l'alchimie ne tarda pas à exercer son influence snr la médecine comme sur la philosophie, et Théophraste de Paracelse, ce grand esprit si décrié, qui exposait que la matière est une dans sa dernière sublimation, établissant les bases de l'homœopathie, soutenait que l'état de santé ou de maladie dépend du degré de fermentation, de neutralisation, de distillation et de sublimation des humeurs du corps.

C'est contre ce système essensiellement matérialiste que s'éleva Vanhelmont de Bruxelles. Formé à la philosophie scholastique par le jésuite Martin del Rio, instruit par les leçons de Kempis et de Faulert (1), il arbora le pavillon du mysticisme et soutint que l'âme est *l'archée* qui tient tous les organes sous son influence.

Au plus fort des disputes entre alchimistes et animistes apparurent Bacon, Descartes, Locke et Leibnitz.

Bacon observa les phénomènes extérieurs, procéda par l'analyse et fonda une Ecole sensualiste autour de laquelle se groupèrent Campanella, Hobbes et Gassendi.

Descartes observa les phénomènes intellectuels, procéda par la synthèse et fonda une école spéculative qu'embrassèrent Spinosa et Mallebranche.

On sait l'influence de cette réforme philosophique sur le catholicisme. La médecine dut aussi subir le joug : Riolan, Robert Boyle, Guy Patin, Ramirez utilisèrent les principes de Bacon et de Descartes pour combattre les chimiatres. Ils furent aidés dans cette œuvre par Boherhaave et Bouchet. Mais Jean Borelli, unissant la physique aux mathématiques, voulut expliquer les phénomènes vitaux par

(1) Gomez de Bustamente. *Accuerdo de la filosofia et de la medicina.*

une théorie mécanique que développèrent Chirac et Boismont de Sauvages.

Stahl s'éleva contre eux et soutint que tout mouvement était produit par un agent immatériel, esprit qui régit la santé et la maladie.

Le système des monades de Leibnitz fut invoqué par François Hoffmann pour combattre la doctrine de Stahl.

En même temps, la doctrine mécanique remaniée par Brown et Rasori, qui s'appuyaient sur l'autorité de Locke, reparaissait en Ecosse et en Italie. Suivant Brown, la maladie était due à un défaut de tonicité, à l'asthénie ; suivant Rasori, c'était l'hypersthénie qui troublait la santé.

Alors surgit un esprit éclectique, Barthez ; il soutint que le corps humain était formé de trois éléments : 1° l'âme ; 2e le corps ou les organes ; 3° le principe vital. La souffrance de l'un des trois éléments amène la maladie.

Les théories sensualistes des Condillac, des Locke, des sceptiques de l'Encyclopédie renversèrent pour un temps ces idées que la Faculté de Montpellier eut peine à soutenir. Et tandis que la foi était chassée des cœurs, la médecine semblait ne devoir plus être qu'une pâle étude du cadavre humain. La doctrine organique fut établie à Paris par Cabanis, Gall, Broussais, hommes dont la parole habile, l'intelligence supérieure, l'érudition étonnante, séduisirent tous les esprits. Bonet, Morgagni, Bichat, s'immortalisèrent par leurs immenses travaux d'anatomie et de physiologie. On croyait assister à une grande révolution scientifique qui engloutirait toutes les traditions de l'antiquité ; déjà l'on érigeait presque en axiome qu'il n'est pas de maladie sans altération organique préalable, comme on admettait d'autre part qu'il n'est pas rationnel de croire ce que l'on ne peut démontrer à l'évidence.

Mais la philosophie éclectique de Victor Cousin dirigea les esprits vers une autre voie, et la doctrine de Barthez, développée par M. Lordat, ramena bien des intelligences vers la Faculté de médecine de Montpellier qui compte aujourd'hui des partisans nombreux et dévoués, non-seulement en France, en Espagne, en Italie, mais encore sur tous les points du globe.

Ainsi le prêtre, le philosophe et le médecin, unis par le même sort forment une trinité qui dirige la société humaine. Partout ils exercent sur le peuple un empire analogue à celui que l'intelligence exerce sur les corps. Autrefois, ils furent confondus sous le nom de Sages. Aujourd'hui, religion, philosophie, médecine ont été séparées par le progrès des âges, mais il existe entre elles une telle solidarité que des questions nouvelles amènent à chaque instant des rapports imprévus entre médecin, philosophe et prêtre.

Le médecin écoute avec attention la voix du philosophe qui scrute les bases des systèmes ; il cède le pas au ministre du Très-Haut qui est pour lui un supérieur, non-seulement à causé du caractère sacré dont il est revêtu, mais encore parce que la médecine doit au sacerdoce son origine et sa conservation.

La science moderne nous offre l'exemple d'un accord analogue à celui qui règne entre les diverses parties de l'organisme. Tous les organes en effet dépendent l'un de l'autre, et il en est de même des sciences ; mais dans chaque organe se trouve localisé un ordre spécial de perceptions, chaque science étudie aussi un ordre spécial de phénomènes ; enfin pour être sûr d'un fait révélé par un organe, le témoignage des autres organes doit concourir à le démontrer ; on peut établir la même solidarité à l'égard des théories scientifiques et réputer fausses, sans hésiter, celles qui contredisent les principes fondamentaux de la religion, de la philosophie ou de la médecine. D'autre part, si l'esprit humain n'a pas erré dans ses recherches, il arrive toujours que l'uniformité des principes religieux, philosophiques et médicaux se trouve confirmée par des réciproques : ainsi les règles de la sagesse sont les mêmes pour le religieux et pour le philosophe ; tous deux reconnaissent en elles un puissant conservateur de la vie, et réciproquement le médecin confónd les règles hygiéniques avec les règles de la sagesse, ce qui fit dire à Hippocrate : « *Omnia quæ ad sapientiam pertinent insunt in medicina;* » à Cicéron : « *Philosophi invenerunt sacra,* » à la Bible : « *Omnis medicina a Deo.* »

www.ingramcontent.com/pod-product-compliance
Lightning Source LLC
LaVergne TN
LVHW050244060726
842525LV00007B/2840